AF404862

ÉTUDE

SUR LES

LUXATIONS SOUS-ASTRAGALIENNES

ANCIENNES

Difformités ou Infirmités qu'elles entraînent

INDICATIONS QU'ELLES PRÉSENTENT

PAR

Léon DU BOURG,

Docteur en médecine de la Faculté de Paris.

PARIS

LIBRAIRIE J.-B. BAILLIÈRE ET FILS,

19, rue Hautefeuille, près le boulevard Saint-Germain.

1874

ÉTUDE

LUXATIONS SOUS-ASTRAGALIENNES

ANCIENNES

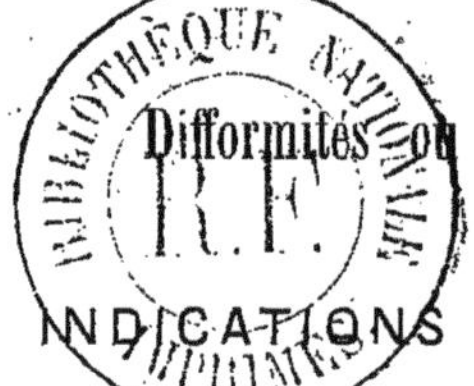

Difformités ou Infirmités qu'elles entraînent

INDICATIONS QU'ELLES PRÉSENTENT

PAR

Léon DU BOURG,

Docteur en médecine de la Faculté de Paris.

PARIS

LIBRAIRIE J.-B. BAILLIÈRE et FILS,

19, rue Hautefeuille, près le boulevard Saint-Germain.

1874

A MA MÈRE

A MON ONCLE

ALEXIS LALOI

A MON FRÈRE

A MES SOEURS

A MES BEAUX-FRÈRES

A MES PARENTS

A MES AMIS

ÉTUDE

SUR LES

LUXATIONS SOUS-ASTRAGALIENNES ANCIENNES

DIFFORMITÉS OU INFIRMITÉS QU'ELLES ENTRAINENT

INDICATIONS QU'ELLES PRÉSENTENT

Au mois de novembre 1873, j'eus l'occasion d'observer, dans le service de mon excellent maître, M. le professeur Verneuil, un malade, dont je rapporterai plus loin l'histoire en détail. Telle a été l'origine de l'étude que je me propose de faire.

Cet homme venait à l'hôpital réclamer le soulagement d'une douleur insupportable, continue, qui siégeait au cou-de-pied droit et dans toute l'étendue du pied. L'examen de cette région et les renseignements précis que fournissait le malade, dont les souffrances remontaient à treize mois, firent porter le diagnostic suivant : *Névrite intense du nerf tibial postérieur, déterminée par une compression de l'astragale, déviée en luxation sous-astragalienne ancienne (variété interne).*

Une opération paraissait très-nettement indiquée. Mais à quel procédé accorder la préférence? C'est ce que M. le professeur Verneuil nous exposa dans une leçon des plus intéressantes et que l'on peut résumer en deux traits principaux :

1° Notre savant maître croit que la réduction des luxa-

— 6 —

tions sous-astragaliennes a des conséquences malheu-
reuses ;

2° A son avis, l'*extraction* de l'astragale et des esquilles, *tardivement*, avec la résection des malléoles, permet d'éviter l'amputation, dont les résultats sont d'ailleurs désastreux (1).

Comme on le verra dans la suite de ce travail, les résultats de l'opération ont pleinement justifié cette manière de voir, conforme, d'ailleurs, aux observations qui ont été recueillies jusqu'à ce jour, tant en France qu'à l'étranger.

Cependant toutes les luxations sous-astragaliennes ne se présentent pas avec le même cortége de phénomènes. C'est pourquoi, nous le verrons dans la seconde partie de cette étude, le même genre de traitement ne convient pas à tous les cas. Il en résulte que nous aurons à examiner ces luxations dans leurs diverses manières d'être. On peut les ramener à deux états principaux, si on ne considère que leurs suites, et c'est ce que nous nous proposons uniquement de faire.

1e Les luxations sous-astragaliennes laissent après elles ou des *difformités* ou des *infirmités*.

2° Quels moyens sont propres à triompher de ces états pathologiques, à faire disparaître les accidents éloignés ?

Qu'il me soit permis d'offrir ici mes remercîments les plus sincères à mon excellent maître M. le professeur Verneuil, puisqu'il a bien voulu me confier ce travail. Je me suis efforcé d'apporter à l'accomplissement de ma tâche un soin égal à la reconnaissance et au respect que la bienveillance dont vous m'avez entouré et votre haut enseignement ont inspiré à l'un de vos élèves les plus dévoués.

(1) Leçon clinique et Bulletin de la Soc. anatom. Paris, t. XVII, 2e série.

Je prie aussi M. le professeur Broca d'agréer l'expression de toute ma gratitude pour la complaisance qu'il a mise à me communiquer la plus grande partie des faits que nous donnerons plus loin.

Bien cher ami Dureau, je vous dois aussi une large part dans mes remercîments, pour l'empressement et les soins que vous avez apportés à dessiner les planches de ce travail.

Il n'entre pas dans le plan de ce travail de reprendre les longues discussions qui ont eu lieu à diverses époques, lorsqu'on a cherché à classer les luxations de l'astragale. Malgaigne et M. Broca, les premiers, ont présenté des tableaux assez différents pour que les opinions soient encore partagées à ce sujet : mais les autres auteurs n'y ont apporté aucune modification. Eu égard au but que nous nous proposons d'atteindre, cela est pour nous d'une importance très-secondaire. Mais il nous a semblé qu'une description rapide de l'articulation *tibio-péronéo-astragalienne* et l'histoire des *luxations* de l'astragale (variétés sous-astragaliennes) étaient le préliminaire obligé à l'étude des moyens curatifs que réclament ces sortes de luxations, devenues irréductibles, ou par le temps, ou par le genre de déplacement qu'a subi l'astragale.

Notre étude comporte donc deux divisions principales :

1° Histoire des luxations sous-astragaliennes ;

2° Indications que présententent les luxations sous-astragaliennes anciennes, tirées des accidents qui paraissent tardivement ou des lésions persistantes. En d'autres termes, que fera-t-on dans le cas de *difformités* anciennes et consécutives ? Que fera-t-on contre les *infirmités*, dans les mêmes circonstances ?

Anatomie et physiologie du cou-de-pied. — L'articulation du cou-de-pied, limitée d'une manière différente par les auteurs (Blandin, Malgaigne, Velpeau), comprend, d'après M. le professeur Richet, qui adopte complètement les vues de Velpeau : les deux malléoles, l'extrémité inférieure du tendon d'Achille, et les deux articulations tibio-péronière et tibio-péronéo-astragalienne. (Richet, *Anat. méd.-chir.*, 3e édition, Paris, p. 1074.)

Une saillie osseuse formée par l'extrémité inférieure du tibia constitue la malléole interne.

En dehors, la malléole externe est formée par l'extrémité inférieure renflée du péronée ; elle descend un peu plus bas que l'interne.

En se réunissant par arthrodie, ces deux os établissent une mortaise, oblongue dans le sens transversal, et dont le tibia forme seul la plus grande partie. Une saillie antéro-postérieure, très-mousse, divise en deux parties cette surface d'avant en arrière. Elle correspond à la partie de la face supérieure de l'astragale. La mortaise est complétée par deux ligaments tibio-péroniers, l'un en avant, l'autre en arrière.

L'astragale forme la seconde partie de cette articulation. Sa face supérieure est allongée, en sens inverse de la mortaise, c'est-à-dire d'avant en arrière, et inégalement divisée en deux parties par une gorge qui loge la crête antéro-postérieure de la mortaise.

De telle sorte, dit Cruveilhier, que le plus grand diamètre de la trochlée astragalienne est dirigé d'avant en arrière, tandis que le plus grand diamètre de la mortaise est dirigé transversalement. Or, c'est précisément cette disproportion entre ces deux diamètres qui se croisent, qui mesure l'étendue des mouvements d'extension et de flexion du pied.

Trois forts ligaments externes maintiennent le contact entre ces deux surfaces ; en dedans, un seul ligament ; mais il est extrêmement puissant.

En avant et en arrière, on ne trouve pas, à proprement parler, de ligaments. C'est un tissu cellulaire lâche, membraniforme, qui double la synoviale, et se confond avec les gaînes tendineuses voisines. En effet, que l'on isole les tendons qui recouvrent la face antérieure et la face postérieure, et l'intérieur de l'articulation se montre, pour ainsi dire, à découvert.

Destinée à supporter le poids du corps, et prenant une part active à la progression, cette articulation est douée de la plus grande solidité. Comme les deux pièces qui la forment sont réciproquement perpendiculaires, l'une transmet directement à l'autre le poids qu'elle reçoit.

En outre, la conformation anguleuse de la mortaise (par les malléoles) et la forme de la trochlée astragalienne, constituent un véritable emboîtement réciproque. Cela réalise le plus haut degré de solidité compatible avec les mouvements étendus dont l'astragale est le siége.

L'élasticité du péroné complète la résistance. Le moindre effort ne ferait-il pas éclater cette mortaise, si elle n'était formée que par une excavation creusée dans le tibia seul?

Mais là n'est pas le seul avantage de cette disposition. L'emboîtement parfait des deux os qui constituent le ginglyme tibio-péronéo-astragalien réalise en même temps les conditions les plus favorables à la *précision* et à l'*énergie* de la flexion et de l'extension du pied. Ce sont d'ailleurs les seuls possibles dans cette articulation. Les inclinaisons latérales ne font pourtant pas absolument défaut; mais il est également vrai d'ajouter qu'alors le moindre excès de pression de l'astragale suffit à casser le péroné.

J'ai déjà fait observer que, soit en avant, soit en arrière, les ligaments n'existaient pas au point de mériter ce nom. Ces faces du ginglyme sont recouvertes par tous les tendons des muscles de la jambe, qui vont au pied. On y trouve encore des vaisseaux et des nerfs. Et dans l'histoire des luxations sous-astragaliennes, les organes vasculo-nerveux revêtent un caractère spécial d'importance, à cause des accidents sérieux auxquels leur lésion peut donner naissance. Nous étudierons plus loin la fréquence et la nature des lésions qu'une luxation de l'astragale peut produire, en s'engageant au travers des parties molles. Mais n'anticipons pas.

Il n'est pas moins utile de signaler le mode de nutrition de l'astragale. Cet os, articulaire par toutes ses faces, ne reçoit des vaisseaux que par un point : c'est par la partie inférieure du col. Qu'une luxation se produise, et elle s'accompagnera, presque inévitablement, de l'allongement, de la torsion et quelquefois même de la rupture de ces vaisseaux. Et par ce fait, voici désormais l'astragale transformé en un corps étranger, qui peut subir toutes les modifications qu'entraîne dans les tissus l'arrêt de nutrition ou une alimentation vicieuse.

Je pense en avoir dit assez pour pouvoir aborder aussitôt l'histoire des luxations sous-astragaliennes, *anciennes*, qui seules nous intéressent dans cette étude. Passons sur les classifications qui ont été proposées, aussi nombreuses que ceux qui ont traité de l'astragale. Nous donnons le nom de luxations sous-astragaliennes à ces cas où l'astragale, abandonnant une partie de ses rapports normaux, se sépare du calcanéum en arrière, du scaphoïde en avant, mais sans se déplacer de sa situation dans la mortaise tibio-péronière.

Historique. — L'étude des luxations sous-astragaliennes est de date récente. C'est à M. le professeur Broca que la science est redevable de l'étude complète de ces déplacements. Ce savant professeur réunit le premier les faits qui avaient été publiés isolément et de loin en loin. Il présenta sur ce sujet un remarquable Mémoire, lu à la Société de chirurgie en 1852. On nous pardonnera de puiser largement à cette source; car les rares faits qui ont été publiés depuis cette époque n'ont guère modifié les idées exposées par cet auteur.

La première observation publiée est celle de Bromfield, qui fut publiée par Hey; mais ce fait est mal défini. — Judcy en publia un deuxième cas en 1811. Et quoique le texte de cette observation montre clairement qu'on avait affaire à une luxation sous-astragalienne, Judcy la publia sous le texte erroné de *luxation métatarsienne*.

Il faut arriver jusqu'en 1835 pour trouver enfin une observation irréprochable; elle fut publiée par Nélaton. Il faut ajouter que le malade mourut par suite de l'opération immédiate. L'examen anatomique, fait avec le plus grand soin, permit enfin d'apprécier exactement le genre des lésions qui se produisent dans ces luxations. (Fait de Roux, *Bull. de la Soc. anat.*, t. X, p. 38, 1835.) — Deux ans plus tard, Arnott en fit connaître un nouveau cas, que nous rapporterons nous-même plus loin (in *London Médic. Gaz.*, t. XX, p. 588, 1837).

Deux ans après, un fait de Mac Donnel eut un grand retentissement, à raison du nom bien connu de la victime; c'était le professeur Carmichaël, de Dublin. Mais ce ne fut qu'en 1847, que les luxations sous-astragaliennes prirent définitivement, dans les ouvrages, le rang que leur importance leur assignait; Nélaton leur consacra un long article dans son *Traité de pathologie externe* (édition de 1847.)

Peu de temps après (1852), parut le remarquable mémoire de M. le professeur Broca. Les résultats de l'expérience unis à une judicieuse critique des observations publiées jusque-là, permirent à cet auteur, de tracer enfin l'historique des luxations de l'astragale. Depuis cette époque, aucun fait, du moins à notre connaissance, se rapportant à ceux que nous voulons étudier, n'a été publié. Mais quelques nouveaux travaux sont venus s'ajouter aux recherches de M. Broca. Parmi eux, il convient de citer la thèse inaugurale de M. Dubrueil, en 1863. Deux observations que nous-même avons recueillies dans la pratique de notre excellent maître, M. le professeur Verneuil, seront publiées dans le courant de cette étude qu'elles ont inspirée.

————

Les luxations *sous-astragaliennes*, nous l'avons déjà dit, sont constituées par un déplacement de l'astragale sur le calcanéum et sur le scaphoïde; l'astragale conservant d'ailleurs ses rapports normaux avec la mortaise péronéotibiale. Cette conception, qui est d'accord avec la théorie de Malgaigne, est contraire aux idées que M. Broca se fait des mêmes luxations. Pour ce dernier, ce sont le calcanéum et le scaphoïde qui se déplacent sur l'astragale. Tout en avouant humblement notre incompétence en pareille matière, nous préférons pourtant adopter la manière de voir de Malgaigne; car il paraît naturel d'indiquer les différentes variétés de luxation de l'astragale par la direction que cet os suit dans ses déplacements.

Cela dit : l'astragale peut glisser sur le calcanéum et le scaphoïde, suivant quatre directions principales :

1° Luxations sous-astragaliennes en avant;
2°   —   —   en arrière;
3°   —   —   en dedans;
4°   —   —   en dehors.

Nous ne nous occuperons que pour mémoire des deux premières variétés. Elles sont extrêmement rares et faciles à diagnostiquer. En effet, tandis que l'on cite deux cas de luxation sous-astragalienne en avant (cas de Mac Donnell, cas de Malgaigne), et un seul de luxation en arrière (fait de Parise, cité par Malgaigne), le nombre des luxations en dedans et en dehors est considérable. Nous nous bornerons donc à la seule étude de ces deux dernières espèces.

Ces deux sortes de luxations comportent elles-mêmes d'autres subdivisions. Elles peuvent être *complètes* ou *incomplètes*, suivant que l'astragale est plus ou moins séparée des surfaces calcanéennes et surtout du scaphoïde.

Quant aux causes, elles n'offrent rien de bien particulier. De même que dans les autres luxations, elles sont *directes* ou *indirectes*. Cependant, à ce propos, il résulte des observations étudiées par M. Broca que les luxations par cause indirecte sont de beaucoup les plus fréquentes. Tandis que les premières proviennent d'une violence agissant immédiatement sur le pied : une chute, un faux pas, une circonstance qui fait porter le pied à faux, telles sont les origines les plus fréquentes des luxations sous-astragaliennes, alors de cause indirecte. Ajoutons qu'il n'est pas toujours facile d'expliquer la lésion par l'accident qui l'a produite.

Les *luxations sous-astragaliennes en dedans* sont incomparablement plus fréquentes que les mêmes déplacements de l'astragale, en arrière ou en avant. Nous avons également signalé que M. Broca (1) avait noté la grande fréquence des causes indirectes. Cette marque est surtout vraie dans la variété que nous examinons maintenant. Le mécanisme par lequel se produisent les luxations sous-astragaliennes est aujourd'hui bien connu. Le plus souvent elles proviennent de la chute, sur le pied, d'un lieu élevé ; tandis que le pied est subitement porté dans une abduction forcée ou

(1) Broca. Loc. cit.

en adduction, et qu'il repose principalement alors sur le calcanéum. Nous savons également que les mouvements d'abduction et d'adduction se font en un siége bien déterminé. Ils résident uniquement dans le jeu des surfaces articulaires sous-astragaliennes, c'est-à-dire dans les points de contact astragalo-calcanéens.

La production de ces mouvements est encore due, en grande partie, à la mobilité de la condylienne, astragalo-scaphoïdienne. Mais, il faut bien remarquer que, dans ces mouvements, l'astragale reste absolument immobile. Et il faut qu'il en soit ainsi. Le déplacement des surfaces articulaires ne saurait se produire s'il en était autrement. Car, c'est, précisément, par le fait du glissement simultané, et en sens contraire, des surfaces sous-astragaliennes et de l'astragale restant fixe, que la luxation se produit.

En outre, l'existence d'une luxation sous-astragalienne est entièrement subordonnée aux rapports ultérieurs de l'astragale avec les os de la jambe. Il est nécessaire que la mortaise et la poulie maintiennent exactement leurs rapports normaux. Ce qui change uniquement, c'est l'axe du pied. Il est dévié.

Quoique l'adduction et l'abduction puissent être produites isolément, ils s'accompagnent ordinairement d'une *torsion* du pied dont le bord interne s'élève (varus), ou d'une torsion avec élévation du bord externe (valgus). Ces mouvements ont aussi un siége spécial. Ils se passent uniquement dans l'articulation calcanéo-astragalienne. Or, comme celle-ci est toujours détruite dans les déplacements dont nous nous occupons, il en résulte un état permanent et pathologique de torsion du pied, soit en varus, soit en valgus, simultanément avec la déviation de la pointe en dedans ou en dehors.

Chaque genre d'ailleurs a ses caractères spéciaux qui le distinguent de toute autre lésion.

Voyons donc ce qui doit se passer, théoriquement, dans, les luxations sous-astragaliennes en dedans.

Le pied est porté dans une *abduction forcée*, avec abaissement du bord interne. Le bord externe est relevé (valgus) le plus possible dans la luxation complète. Les ligaments sous-astragaliens se déchirent. La tête de l'astragale presse outre mesure sur la partie interne de la capsule qui la retient dans la cupule scaphoïdienne. Ce manchon membraneux se déchire; la tête de l'astragale s'engage dans l'orifice, le franchit et vient faire saillie sous les téguments qu'elle distend en raison directe de son déplacement. Alors, la face externe de l'astragale va se mettre en contact avec le rebord interne du scaphoïde. A ce moment, les surfaces articulaires inférieures de l'astragale ont quitté les surfaces correspondantes du calcanéum. Nélaton (1) a signalé une circonstance particulièrement importante. Le déplacement de l'astragale s'arrête à un moment donné. Le crochet qui termine cet os, en bas et en arrière, s'engage et se fixe si solidement dans le sinus calcanéen, que cela devient un des plus sérieux obstacles à la réduction.

Dans d'autres cas, l'astragale se sépare en totalité du calcanéum. C'est alors que le pied, entraîné par le calcanéum, se porte en masse vers la malléole externe.

La conséquence nécessaire des faits que nous venons d'exposer brièvement c'est la déchirure des parties molles qui embrassent le cou-de-pied. Aussi bien les vaisseaux et les nerfs, les tendons et la peau cèdent à la pression de l'astragale qui fuit son siége. Et, que l'on ne croie pas ces faits aussi rares qu'on a bien voulu le dire. La rupture des téguments est la règle. Une luxation sous-astragalienne *sans plaie* est l'exception. Voilà ce qui ressort des recherches de M. Broca (2).

Et, en réalité, tout ce qu'enseigne la théorie trouve une

(1) Nélaton. Loc. cit.
(2) Broca. Loc. cit.

pleine confirmation dans ce que l'on observe. Chacun des phénomènes fournis par le raisonnement, phénomènes possibles, constitue la symptomatologie spéciale des luxations sous-astragaliennes.

Le plus souvent le malade est dans l'impossibilité absolue de faire usage du membre pelvien qui a été atteint. Le pied est déjeté en dehors. Les orteils sont plus ou moins complètement déviés en dehors, et désormais dans une abduction permanente. Le bord externe du pied est porté en haut (valgus) et en dehors. Quelques auteurs ont pourtant avancé qu'il ne se produisait aucun renversement, et que le pied repose sur sa plante.

L'axe du membre dessine une ligne irrégulièrement brisée. La direction du tibia, qui, à l'état normal, se confond avec une ligne menée par le milieu du cou-de-pied, vers le deuxième orteil, tombe maintenant en dedans du pied et en avant. L'avant-pied, par le fait, se trouve raccourci. Le calcanéum fait en dehors une saillie considérable ; et, soulevant à son niveau toute l'épaisseur des téguments, il produit au-dessus de lui une dépression constante.

La face interne du cou-de-pied n'échappe pas à la déformation que subissent les parties voisines. La malléole tibiale, devenue très-saillante, y forme une éminence considérable. Enfin la caractéristique de ce genre de luxation, c'est la présence d'une saillie volumineuse, formée par la tête de l'astragale qui soulève les téguments, un peu au-dessous et en avant de la malléole tibiale. Nous examinerons plus loin la conséquence du refoulement des parties molles.

Après l'étude que nous avons faite et la manière dont nous comprenons les luxations sous-astragaliennes, il est à peine utile d'insister sur les mouvements qui sont maintenant possibles. La seule luxation sous-astragalienne entraîne la perte de tous. C'est ainsi que la flexion, que l'extension, sont intégralement conservées. Mais il n'en est pas de même des mouvements de latéralité et de torsion du pied en dehors et en dedans. Le plus souvent ils sont tout à fait abolis.

Des luxations sous-astragaliennes en dehors. — L'étude abrégée, mais complète, que nous venons de faire des luxations sous-astragaliennes en dedans, nous permettra de passer rapidement et d'éviter de tomber dans des redites au sujet d'une autre variété qui se présente : les luxations en dehors.

Les phénomènes apparaissent ici dans un ordre tout à fait inverse. Ce qui frappe principalement, dans ces circonstances nouvelles, c'est une déviation extrême et réciproque de la jambe et du pied.

L'axe de la jambe tombe à peu près complètement ou même complètement en dehors. Le pied est fortement déjeté en dedans. Son bord interne est plus ou moins relevé en varus; la plante et la pointe suivent ce mouvement et regardent légèrement en haut et en dedans. La face dorsale est diminuée dans sa longueur. Le cou-de-pied est déformé par la progression de l'articulation tibio-astragalienne. La tête de l'astragale déplacée produit un volumineux soulèvement des parties molles, sur la face externe du pied et de la jambe. Par la palpation, on la reconnaît très-nettement à sa forme arrondie.

D'ailleurs la présence d'une saillie sphéroïdale, en arrière et en dehors du cuboïde, ne peut, dans une altération violente et subite des formes du pied, provenir que du déplacement de la tête de l'astragale. En outre, la tumeur volumineuse que cet os détermine quelquefois peut être si considérable, qu'un sillon très-net s'établit alors entre elle et le bord externe du pied. Un des malades dont nous publions l'histoire offre un exemple si remarquable de ce fait que nous avons cru utile d'en publier le dessin exécuté d'après nature. (Pl. I.)

Dans les luxations externes de l'astragale, la malléole externe se dessine très-apparente. Elle surmonte une excavation anormale, produite par le déplacement du calcanéum vers la partie interne. La malléole interne est effacée ; dans tous les cas, elle disparaît à peu près complètement. En arrière d'elle, on sent une saillie osseuse bien marquée. C'est la petite apophyse du calcanéum, portée en haut par le renversement du talon en dedans.

Mais ici encore les grands mouvements de la trochlée sont parfaitement conservés.

Les mouvements de latéralité n'existent plus dans les cas ordinaires. Cependant, et quoique dans une faible mesure, ils peuvent persister actifs et passifs. C'est du moins ce que nous avons pu très-clairement constater chez le malade dont je parlais tout à l'heure, et qui peut tous les mouvements, ceux-ci plus étendus, les autres plus limités. Il est vrai que ce malade, soucieux de son état, soumettait son pied à une gymnastique fréquente.

En résumé, on est certain qu'une *luxation sous-astragalienne* existe véritablement, lorsqu'on reconnaît que l'astragale, tout en conservant ses rapports normaux avec la mortaise péronéo-tibiale, a sa tête saillante sous la peau ; qu'elle produit alors une altération dans la direction réciproque de la jambe et du pied, quand l'intégrité des mouvements de flexion et d'extension est conservée. Ce signe, tout fonctionnel, est de la plus haute importance dans l'espèce, puisque avec la saillie sous les parties molles de la tête astragalienne, il est la caractéristique des luxations que nous venons d'étudier.

Tels sont les détails dans lesquels nous avons cru devoir entrer, avant d'aborder l'objet principal de notre étude. Les connaissances qui précèdent, nous pouvons désormais les appliquer à la connaissance des indications que présentent certains cas particuliers des luxations sous-astragaliennes, anciennes; indications spéciales, et comme nous le verrons, entièrement subordonnées aux conditions qu'elles entraînent. Ces conditions sont tout à fait particulières. Elles existent dans deux états nettement définis : les *difformités* et les *infirmités*. Entre eux pas la moindre similitude, si l'on s'attache uniquement à considérer les circonstances ultérieures, très-éloignées dont elles s'environnent.

SECONDE PARTIE

**Indications que présentent les luxations sous-astra-
galiennes anciennes, au point de vue des difformités
et des infirmités qu'elles ont fait naître.**

1° *Difformités*. — Quel est le mode de traitement que le
chirurgien doit préférer dans les cas de luxations sous-
astragaliennes, qui remontent à une époque éloignée? Et
par luxations anciennes, nous voulons désigner ces sortes
de cas spéciaux, si l'on peut ainsi dire, qui datent d'un
temps considérable, abandonnés à eux-mêmes, parce que
toutes les ressources de l'art ont été épuisées. C'est en
vain qu'au début les moyens les plus divers, tour à tour
procédés de douceur et procédés violents, ont été essayés.
Aucune tentative n'a pu rétablir l'astragale en son siége
normal. Il reste là, comprimant les parties molles, parfois sans dangers apparents, et parfois menaçant le
malade d'accidents dont on ne saurait prévoir l'issue.

Cependant le malheureux se plaint. Il presse le chirurgien et lui réclame l'usage d'un membre inutile ou insupportable. Que faire?

Nous l'avons déjà dit, l'état du malade nous permet
d'examiner la question à un double point de vue. Com-
mençons par les cas les plus simples.

Un malade s'est donné une luxation sous-astragalienne.
Elle n'a pu être réduite au début. Le voilà condamné à
traîner, pendant des mois, des années, une existence
pénible. Il doit garder le repos le plus absolu, sous peine
de voir s'aggraver les accidents qui le tourmentent. En

vain voudrait-on qu'il se meuve. Comment le pourrait-il? Son pied est dévié de sa situation normale. Les différentes parties qui forment sa charpente ont subi dans leur arrangement une altération dont le premier effet est l'impuissance de la progression.

C'est ici que commençaient les divergences d'opinions, il y a quelques années à peine. Mais on peut dire hautement que la chose est, aujourd'hui, jugée définitivement pour la plupart des cas : dans d'autres, nous le montrerons, l'expérience a conduit à des conclusions non moins certaines.

Néanmoins la plupart des auteurs ont passé sous silence les indications que réclament quelques cas spéciaux ; ou bien ils y ont passé rapidement. Tel est du moins le résultat de nos recherches. Car, malgré les soins les plus minutieux, c'est à grand'peine que nous avons pu découvrir, parmi les observations publiées jusqu'à ce jour, deux seuls faits de luxations sous-astragaliennes très-anciennes qui se soient terminés par une difformité. Un troisième, a été recueilli par nous dans la pratique de notre excellent maître. Qu'on nous permette de le présenter ici dans tous ses détails :

OBSERVATION I.

Rouet, marchand de vin, 27 ans, a servi comme mobile dans l'armée de Bourbaki. Réfugié en Suisse au cours des hostilités, il rentrait en France, après la paix, lorsque le train où il se trouvait heurta un autre convoi. (En Suisse les wagons sont accrochés entre eux par une forte tige d'acier (trait) solidement fixée aux deux voitures). Dans le choc, cet homme fut lancé entre deux wagons dont le trait se brisa, saisit son pied par la face interne, au niveau de la malléole, et l'appliqua contre le deuxième wagon. Ce ne fut que deux heures après l'accident que l'on délivra

Rouet, et quand il voulut marcher, il ressentit dans le cou-
de-pied droit une douleur tellement vive qu'une syncope
s'ensuivit.

Le pied était complètement déformé, très-tuméfié. A la
face interne une large blessure produite par le choc du

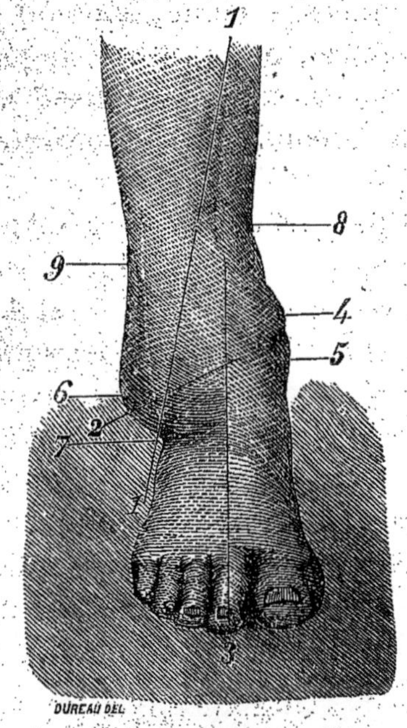

Fig. 1. La jambe et le pied sont vus aux trois quarts :

1. Axe du tibia et direction de la jambe.
2. Direction du cou-de-pied de haut en bas, de dehors en dedans.
3. Axe du pied.
4. Malléole interne profondément cachée.
5. Petite apophyse du calcanéum.
6. Tumeur formée par la tête de l'astragale qui soulève les parties molles.
7. Sillon profond qui sépare cette tumeur, du bord externe du pied.
8. Cassure du tibia, au moment de l'accident.
9. Siége de la fracture du péroné.

trait; une fracture oblique de l'extrémité inférieure du
tibia, à 0,05 de la malléole. Le péroné était également

cassé au même niveau. La partie antéro-externe du dos du pied était soulevée par une grosse masse, que l'on reconnaît formée par la tête de l'astragale. Le pied était dans l'attitude qu'il présente encore aujourd'hui et que nous décrirons bientôt.

Les chirurgiens qui virent Rouet à ce moment décidèrent qu'il fallait amputer la jambe. Mais le malade s'y refusa absolument, et il rentra en France un mois après l'accident. La plaie de la face interne du pied était parfaitement cicatrisée ; elle avait d'ailleurs très-peu suppuré. Il n'est jamais sorti d'esquilles.

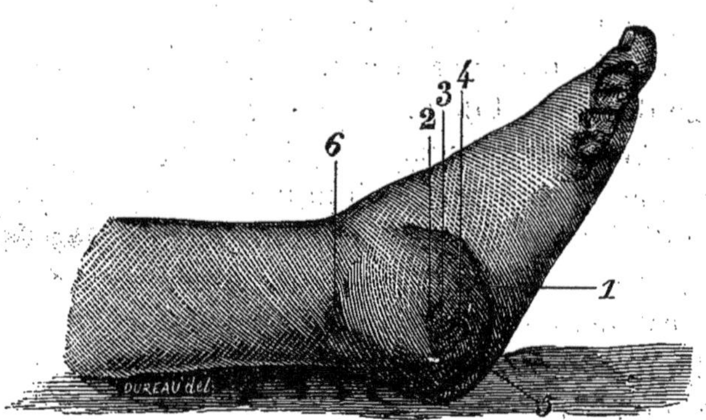

Fig. II. — Le même membre vu de profil :

Tumeur formée par la tête de l'astragale.
2. Sillon qui la sépare du bord externe.
3. Cicatrice d'une ancienne plaie.
4. Autre cicatrice.
5. Plaie existant actuellement avec fistule.
6. Aucune fracture du péroné au moment de l'accident.

Rouet resta dans cet état pendant deux ans et six mois, lorsque au mois d'avril dernier (1874), il vint dans le service de M. le professeur Verneuil demander qu'on le délivrât *d'une suppuration,* survenue au pied depuis quelque temps. Après un premier examen, on engagea Rouet à revenir. Il ne reparut pas. (16 novembre.) Je suis allé au domicile du malade, et voici ce que j'ai constaté. R... jouit toujours d'une santé excellente. Le cou-de-pied est absolument informe. La jambe, l'articulation et le pied présentent dans leur ensemble une ligne brisée, que l'on peut comparer très-exactement aux anciennes baïonnettes, l'axe de la jambe prolongé tombe en dehors du pied.

On reconnaît très-nettement la cassure du tibia dont les deux fragments se réunissent à angle obtus ouvert en dedans. Le péroné porte également une soudure à 0,04° environ de la malléole ; elle est anguleuse aussi, ouverte en dehors ; la malléole externe fait une saillie volumineuse sous la peau. Au niveau de la malléole tibiale, profondément cachée, un léger creux. En dehors et avant, la face dorsale du pied est déformée par une tumeur considérable, qui soulève les téguments. Cette région est le siége d'un empâtement diffus, au sein duquel on reconnaît facilement la tête de l'astragale, surmontant le cuboïde ; l'astragale a conservé ses rapports normaux avec la mortaise. Cette saillie est nettement séparée du bord externe du pied par un sillon profond. Le pied repose *à plat* sur le sol, de telle façon que, le malade étant debout, on ne remarque pas la difformité ; le bord interne est légèrement relevé en varus, a pointe en adduction.

Mouvements. — Après cela, il est curieux d'observer le peu de gêne que cet état du pied occasionne au malade. Il ne se plaint absolument que de la suppuration. En effet, cet homme, qui paraît jouir d'une certaine aisance, vaque lui-même à ses affaires. Il va à Bercy à pied, sans canne, il sert ses clients toute la journée sans ressentir la moindre douleur. C'est à peine si quelquefois, le soir, il éprouve un peu de fatigue ; parfois aussi la jambe gonfle ; mais cette tuméfaction a disparu le lendemain matin. D'ailleurs rien de constant dans ces phénomènes. Le malade nous a dit qu'il ferait lentement, mais facilement, deux lieues, sans appui. Tout cela implique une certaine intégrité des mouvements. En effet, le pied parcourt dans la flexion un arc de 0,09 centim. environ, l'extension est également considérable. Les mouvements de latéralité sont faibles et pourtant très-manifestes. Enfin, chez lui, l'adduction et l'abduction sont possibles, quoique très-limitées, et Rouet nous a raconté que, s'il jouit de ces avantages, c'est qu'après avoir quitté ses béquilles deux mois après l'arrivée de l'accident, il n'a pas cessé de soumettre son pied à des mouvements prolongés et à une gymnastique régulière et persévérante.

La puissance des muscles de la jambe est parfaitement conservée ; nous nous sommes efforcés de ramener le pied dans sa position *normale actuelle*, après l'avoir mis en flexion ou extension ; et la résistance qu'oppose cet homme a été supérieure à notre force. En un mot, il n'est point gêné par sa difformité ; il marche sans canne, avec un peu de varus, mais sans boiter. J'ai mesuré le pied, qui paraît diminué d'étendue : ce raccourcissement n'est qu'apparent. La jambe droite (malade) est à peine plus courte que l'autre de 0,01 cent.

Téguments. — Au niveau de la saillie que détermine la tête de l'astragale, on voit une petite plaie au milieu de laquelle existe un trajet fistuleux, donnant issue à un pus extrêmement fétide, mal lié. Deux trajets anciens sont aujourd'hui cicatrisés. Ces derniers accidents, les seuls dont cet homme se plaigne, ne remontent qu'à seize mois. Il raconte que depuis l'accident (22 mars 1871), la peau était restée très-saine, sans *jamais s'érailler, mais très-tendue, très-fine.* Lorsqu'il y a seize mois, se trouvant avec des amis, l'un d'eux lui donna un léger coup sur la tumeur. Depuis ce temps la peau devint violacée; elle s'ulcéra, et du pus n'a cessé de couler. Il y a eu là évidemment un travail d'élimination, facilité par une mauvaise circulation locale, qui s'explique par la pression que la tête de l'astragale exerce à ce niveau.

Cette luxation est ancienne; elle date de trois ans et demi et ne cause aucune gêne au malade. Voilà donc ce que l'on peut imaginer comme un cas type de difformité.

Nous voilà donc en présence d'un fait de luxation sous-astragalienne bien confirmé. Au début, le malade refuse de laisser pratiquer une amputation, qu'on voulait lui faire subir, probablement l'amputation sus-malléolaire, dont nous examinerons la triste valeur.

Ce malade portait, en outre, une plaie au côté interne du cou-de-pied. C'était donc un cas où pour bon nombre de chirurgiens il eût fallu en dernier ressort pratiquer, ou *l'extirpation immédiate*, ou l'amputation sus-malléolaire. D'autres, dans ce cas, recommandent l'expectation.

Mais la volonté du malade est formelle. Il a horreur du bistouri, et pour ce motif il repousse énergiquement l'intervention chirurgicale, quel qu'en soit le mode.

Cependant son pied est dans une attitude défectueuse, et les parties molles supportent une vive pression, de la tête de l'astragale. Or, malgré ces grands désordres, le malade ne souffre pas. Il n'est aucunement incommodé par son pied. C'est à peine si quelquefois, par suite de trop grandes fatigues, le cou-de-pied devient œdémateux. Mais le repos fait disparaître ce gonflement; circonstance plus surprenante, le pied a conservé des mouvements presque aussi étendus qu'à l'état normal. Le malade ne boite nullement. Il marche très-bien, et peut rester longtemps debout, quoique ayant un métier très-fatigant. A quoi faut-il donc avoir recours dans cette circonstance? Faut-il proposer au malade une opération dans le but de rendre au pied son état d'autrefois?

Pourquoi, dans ces circonstances, je dirais presque heureuses, où il se trouve, exposer cet homme aux périls d'une opération toujours sérieuse, mais qui revêt dans l'espèce un caractère spécial de gravité? Ne serait-on pas en droit de jeter un blâme au chirurgien qui voudrait intervenir dans de pareilles conditions? Il est d'ailleurs possible que l'opération n'apporte pas une modification plus avantageuse.

Nous croyons, nous, que cet homme peut et doit rester dans l'état où il se trouve actuellement. Depuis trois ans et demi, aucun accident ne s'est montré, pas la moindre gêne dans la progression, pas la plus légère douleur.

Le malade n'est pas incommodé davantage par la forme de son pied, et la différence de longueur du membre sain d'avec le membre frappé est à peine digne de remarque, malgré un grave traumatisme. Il a suffi au malade de faire corriger le talon seul de sa chaussure, en le faisant élever de 0,005 millimètres. Encore une fois, pour tous ces motifs nous croyons que c'est là un cas où il faut absolument s'interdire l'intervention.

Mais, au contraire, l'occasion se présente de recourir aux moyens artificiels, aux appareils prothétiques, destinés à rendre ici les plus grands services. Et l'exemple précédent nous prouve leur utilité, puisque avec une légère différence dans ses chaussures, cet homme peut marcher sans bâton, sans appui d'aucune sorte.

Cet exemple suffirait donc à légitimer notre manière de voir, c'est-à-dire qu'il se présente au chirurgien des états de luxations sous-astragaliennes, états spéciaux, dans lesquels les phénomènes pathologiques, capables d'entraver les fonctions du pied, font absolument défaut, et affirmen

hautement cette loi encore si discutée de la non-interven-
tion. Mais ajoutons que les faits de cet ordre ne sont pas
très-fréquents.

De cette étude il ressort deux circonstances importantes.
D'abord, nous voyons un homme porteur d'une luxation
sous-astragalienne très-ancienne (datant de trois ans et
demi), n'éprouver aucun accident, aucune gêne de son
état.

Bien mieux, cet homme a réussi à rendre à son pied des
mouvements actifs très-puissants, sa solidité ancienne; et,
en faisant subir quelques modifications à sa chaussure, il
a pu reprendre l'usage de son membre, presque comme
avant l'accident.

Malgaigne (1) rapporte deux faits qui ne sont pas sans
quelque analogie avec l'observation première de cette
étude.

OBSERVATION II.

Dans un cas de Thorpe, cité par Turner (2), une
luxation sous-astragalienne ne put être réduite. Mais
dans la suite il n'en resta d'autre incommodité que la saillie de la tête de l'astragale.

Dans le même ouvrage de Malgaigne (3) je trouve encore
le fait suivant :

OBSERVATION III.

Un jeune homme de 22 ans, à la suite d'une chute
sur le pied, eut l'astragale luxé en avant; la tête faisait
saillie sous la peau. L'avant-pied paraissait raccourci, le
talon allongé. Le pied était dans l'extension, sans déviation d'aucune espèce. La réduction ayant été impossible,

(1) Malgaigne. Traité des Fract. et Lux. T. II.
(2) Turner.
(3) Malgaigne. Loc. cit.

M. Thierry appliqua un appareil destiné à redresser le pied.
Il n'y eut pas d'accidents, et à la longue la marche s'effectua sans douleur ni claudication. (Fait de Thierry, communiqué à Malgaigne par M. Broca.)

Enfin Malgaigne donne encore l'observation suivante :

OBSERVATION IV.

Un sujet se fit une luxation sous-astragalienne ; elle avait été à peu près abandonnée à elle-même. Six semaines après, le malade marchait avec des béquilles. Il les quitta pour un bâton au bout d'un an, hormis pour des courses trop longues.

Malgaigne le revit treize ans après son accident. Le pied porté en dehors était très-aplati ; mais le sujet appuyait sur toute la plante, presque comme avec le pied sain. Il avait conservé quelques mouvements de *flexion* et d'adduction, qui se passaient dans l'articulation calcanéocuboïdienne. La jambe était raccourcie de 0,02 centimètres. Il portait une chaussure à talon un peu élevé, non pas cependant égal au raccourcissement ; car il avait observé que cela exposait le pied à tourner. Mais le malade avait guéri.

Dans tous ces cas nous voyons une persistance de difformités, corrigées par des appareils prothétiques les plus simples. Ce sont assurément des cas singuliers, mais des plus heureux, de terminaison d'une luxation sous-astragalienne très-ancienne. Mais ne voyons-nous pas chaque jour les chirurgiens rechercher ce mode de terminaison, lorsque toutes les autres ressources ont échoué ?

Si l'on examine le peu de fond qu'il y a à faire sur les moyens thérapeutiques, quand il s'agit, par exemple, d'une lésion organique des articulations, on doit encore s'estimer fort heureux de voir la maladie n'aboutir qu'à une difformité et de pouvoir ainsi, ou par la prothèse, conserver l'usage d'un membre défectueux il est vrai, mais toujours supérieur à un membre tronqué. Nul ne songe à contester cela. C'est là un des plus beaux résultats qu'ait obtenus la chirurgie conservatrice, à la défense de laquelle Bonnet, de Lyon, a immortalisé son nom. Qui donc oserait, aujourd'hui, s'élever contre les préceptes si heureux dans les résultats qu'ils donnent, et que ce grand chirurgien préconisait il a plus de trente ans : l'*immobilité du membre*, et sa *position méthodique* dans les lésions articulaires.

Et pourtant ce progrès, l'un des plus remarquables de la chirurgie moderne, n'aboutit souvent qu'à une difformité réglée, ankylose du genou, de la hanche, etc.

Les faits que nous venons d'examiner appartiennent au même ordre. Ils rentrent dans cette classe de lésions que la chirurgie conservatrice croit ne relever que d'elle seule. Mais les faits dont on pourrait espérer une telle fin sont bien rares. Il suffit pourtant qu'il en existe pour montrer que les luxations sous-astragaliennes peuvent guérir, alors qu'on n'a pu en obtenir la réduction, qu'on les abandonnait à la nature. Nous croyons donc, avec M. le professeur Verneuil, qu'il faut respecter les cas de cet ordre et se défendre rigoureusement d'intervenir par une opération, dont on ne saurait prévoir les résultats, quelque succès qu'elle promette.

Entre les faits de ce genre et ceux où la chirurgie est obligée de suivre son cours, on peut ranger une autre catégorie de faits qui se rattachent par certains côtés à notre première catégorie (difformités), mais qui ressortissent également aux faits graves, par l'existence de quelques phénomènes pathologiques (infirmités). Quelques faits ont été mentionnés, mais il ne nous a pas été possible de les retrouver. Coniraint d'en parler pour compléter notre

étude, nous regrettons vivement de ne pouvoir les citer...
Réservons pour les examiner en dernier lieu les circonstances qui viennent aggraver les luxations sous-astragaliennes très-anciennes.

On a vu des cas où ces luxations développaient longtemps après leur début une gêne plus ou moins considérable des fonctions du membre pelvien. Les malades pou-
vaient marcher, mais ils se trouvaient promptement dans
la nécessité de suspendre leur marche. Leur pied devenait
douloureux ; il se produisait quelquefois une tuméfaction
considérable. Ou bien c'étaient des douleurs plus intenses,
un engourdissement que, seul, le repos faisait disparaître.
Que faire dans de telles circonstances ?

Ici encore les indications varient suivant la nature
des phénomènes pathologiques accusés par le malade.
Quelquefois ces accidents ne se montrent que par intervalles plus ou moins rapprochés et dont la production est
tout à fait dépendante du malade qui les provoque par la
marche, etc. D'autres fois c'est un état perpétuel de gêne
et de souffrances qui ne tardent pas à épuiser l'énergie
du patient. Il désire l'ablation d'un membre sans utilité,
et qui n'est pour lui qu'une source d'accidents, une cause
d'immobilité qui calme à peine les douleurs.

Nous avons vu, il n'y a qu'un instant, que la réduction
des luxations sous-astragaliennes est quelquefois impossible, et qu'on a dû les abandonner à elles-mêmes. Les observations que nous avons publiées précédemment, nous
enseignent ce fait. Mais, en revanche, ces faits et d'autres
encore, nous démontrent d'une manière très-évidente que
l'abandon de ces luxations à la nature, n'entraîne pas fata-
lement les désordres graves que l'on a signalés dans
d'autres circonstances. La gangrène des parties molles,
qu'on observe souvent, n'est pas la suite obligée des déplacements anciens. Mais, même en admettant que la persis-

tance du déplacement soit la source d'une infinité d'accidents plus ou moins graves, faut-il dans tous ces cas opérer? Nous ne pourrions, sans nous répéter, parler de la gravité d'une extirpation même tardive, ou d'une amputation qui est plus dangereuse encore. Nous sommes persuadé, en effet, qu'il reste encore quelque chose à faire avant de s'armer du bistouri, et nous réserverons ce moyen pour les cas rebelles, bien déterminés, qui forment seuls une catégorie distincte des faits auxquels nous faisons allusion.

C'est ici que la prothèse est destinée à rendre de véritables services. Car, après le degré de perfection que l'art prothétique a atteint, on est en droit d'en espérer les plus grands avantages. Nous croyons qu'il serait imprudent de recourir de prime abord aux moyens chirurgicaux. Et c'est précisément lorsqu'un malade est frappé d'une luxation déjà ancienne, lorsque l'irréductibilité est absolue, lorsque les fonctions sont devenues pénibles ou presque impossibles, qu'il convient d'essayer des moyens prothétiques. Si, comme nous l'avons constaté, les fonctions du membre, la marche presque normale, ont pu être rendues au malade, à plus forte raison doit-on chercher le secours de la prothèse pour ces cas anciens et où la marche ne peut se faire qu'avec des appuis. C'est ce que l'on a réalisé par trois ordres de moyens :

1° Certains appareils s'adaptent à toute l'étendue du membre inférieur, et prennent un point d'appui sur l'ischion.

2° D'autres appareils, moins volumineux et moins compliqués, n'embrassent que le genou.

3° Enfin il en est qui ne s'appliquent absolument qu'au cou-de-pied. Nous en avons trouvé un exemple dans l'observation IV. On ne nous demandera pas, sans doute, de décrire ces divers appareils, dont la disposition est subordonnée aux circonstances individuelles du malade. Mais il n'est pas indifférent pour nous de montrer que tous ne peuvent convenir à tous les cas. Il faut savoir que tel appareil convient à des circonstances déterminées, et seulement à celles-là : les autres, dans les mêmes états, pouvant être plus nuisibles que secourables.

Lorsque nous avons donné l'observation I, nous avons à dessein signalé un détail qui, au premier abord, pouvant paraître insignifiant; nous voulons parler de la différence de longueur des membres que produisent les luxations. Chez le malade de l'observation I, le raccourcissement est si peu accusé, qu'il a suffi à cet homme d'élever à peine de 0,005 millimètres le talon correspondant de sa chaussure, pour rétablir l'équilibre entre les deux articulations coxo-fémorales. Mais le fait le plus important n'est pas là, il réside, au contraire, dans l'amélioration que cet homme a su apporter à un membre défectueux, *difforme*. La marche, qui est gênée, mais non point difficile lorsque le malade est nu-pied, la marche devient pour ainsi dire normale quand le malade a chaussé son appareil, car son soulier, façonné à la forme actuelle du pied, constitue vraiment un appareil.

Tel est donc le moyen, facile entre tous, qui convient aux variétés de cas analogues. Mais hâtons-nous d'avouer que ce moyen si simple trouve rarement son application, en raison même de la rareté de tels cas. Il faut, pour satisfaire à son indication, le concours d'une multitude de circonstances. Parmi elles, la plus importante, la plus indispensable, celle qui domine toutes les autres, c'est l'absence complète de gêne de toute nature, quand le malade appuie son pied à terre. Il faut, si l'on peut ainsi dire, que le malade soit à peine incommodé de marcher les pieds nus afin que son appareil lui soit vraiment utile et qu'il soit capable de rétablir l'usage du membre presque à l'égal de l'état normal.

II

Mais il est d'autres circonstances où le malade ne saurait appuyer son pied sur le sol. La moindre pression y détermine alors des fourmillements agaçants, et le plus souvent une douleur plus ou moins vive, réveillée surtout par la station debout et siégeant au niveau du calcanéum. Cette douleur s'irradie vers la jambe et dans toute l'étendue du pied ; si bien que le malade se garde prudemment de marcher, conjurant ainsi le retour de ses souffrances. On ne saurait donc, dans le cas actuel, recommander l'usage du soulier, uniquement destiné à corriger une position vicieuse et à faciliter la marche.

Il faut donc nécessairement recourir à un autre appareil d'un autre ordre. Il y en a deux espèces. Les uns s'appliquent au genou, les autres se substituent au membre tout entier ; ces derniers prennent leur point d'appui sur l'ischion.

L'appareil destiné à être appliqué au genou représente assez exactement un *pilon*, dont il porte d'ailleurs le nom. L'une de ses extrémités est élargie en cupule, qui emboîtera le genou. Elle est garnie de coussinets, dont l'unique rôle est de prévenir les accidents que la pression de l'appareil pourrait faire naître dans l'articulation fémoro-tibiale.

Quand le malade veut marcher avec cet appareil, il courbe son membre presque à angle droit ; puis il fixe l'appareil et le membre dans cette position. Cette situation convient non-seulement lorsque le pied ne peut s'appuyer à terre, mais dans quelques circonstances il suffit à faire disparaître presque subitement l'état douloureux que provoque la seule verticalité de la jambe, que le malade soit assis ou debout. Loin de nous cependant de croire que cet appareil soit parfait. Si quelquefois, dans certains cas donnés, son utilité est incontestable, les dangers dont il menace le membre ne doivent le faire choisir que quand il n'y a pas mieux à trouver.

Il est possible, en effet, qu'à la suite d'un long usage il survienne de graves complications, telles qu'une roideur lente de l'articulation fémoro-tibiale consécutive à la pression qu'elle supporte ; une position vicieuse du membre nous paraît encore pouvoir provenir d'une rétraction musculaire lente à se produite, il est vrai, mais qu'il ne serait pas impossible d'observer.

III

Enfin on a imaginé un troisième modèle d'appareil prothétique, destiné aux malades qui ne peuvent supporter ni le premier que nous avons mentionné, ni surtout celui qui s'adapte au genou. Ce troisième modèle, d'ailleurs fort ingénieux, est constitué par une jambe artificielle, à pièces mobiles, articulaires, et en tout semblable à ces jambes que l'on fait prendre aux amputés de cuisse et quelquefois de la jambe. Il offre des avantages incontestables sur les deux autres, en ce qu'il ne prend aucun point d'appui sur le membre malade, mais uniquement sur l'ischion. Il évite ainsi à ce membre une fatigue précoce en le soustrayant à la nécessité de prendre une part active à la progression.

Tels sont les remarquables avantages que nous présentent les appareils prothétiques dans le traitement des luxations sons-astragaliennes anciennes. S'ils ne peuvent suffire à tous les cas et accroître le nombre des guérisons, ils sont néanmoins fort au-dessus encore des autres moyens chirurgicaux : amputation, résections partielles, ou extirpation, quelque nombreux d'ailleurs que soient les succès fournis par ces opérations.

Nous venons de faire entrevoir que les appareils prothétiques et les divers moyens artificiels sont, parfois, fort éloignés de donner des résultats satisfaisants. C'est qu'en effet il se présente des cas où non-seulement ils échouent complètement, malgré la variété et le nombre des essais, mais dans quelques-uns ils ne font peut-être qu'aggraver la situation. Si les faits que nous avons étudiés jusqu'ici ont une certaine rareté, il n'en est plus de même de ceux que nous allons examiner à présent.

IV

Lorsque nous avons passé en revue les déformations auxquelles donnent lieu les luxations sous-astragaliennes, nous avons cru devoir garder le silence sur les accidents sérieux qu'elles entraînent à leur suite, dans un terme plus ou moins éloigné. Jusqu'ici, en effet, nous ne nous sommes occupé que des *difformités* et de *leurs indications*. Mais il est des circonstances où les luxations sous-astraga- liennes commandent l'intervention chirurgicale. Ce sont ces circonstances qui forment notre troisième catégorie : *les infirmités*. Et il nous a paru plus juste de placer immédiatement avant leurs indications l'histoire des accidents consécutifs survenant à longue échéance.

Lorsqu'une luxation sous-astragalienne est établie, les conséquences immédiates de sa formation sont : le *refoulement* des parties molles périphériques par la tête de l'astragale ; la *compression* que cet os exerce sur la *peau*, sur les *tendons*, sur les *vaisseaux* et sur les *nerfs*. Enfin une fracture de l'astragale (col), la cassure des malléoles ou du tibia et du péroné à des hauteurs variables constituent

des phénomènes contemporains de la luxation ; tous phénomènes qui dépendent de son déplacement.

Mais nous n'avons à examiner ici que les accidents sur-
venus à une époque déjà éloignée de l'heure de ces déla-
brements ; déjà des mois, des années, se sont écoulés. Dans
de pareilles conditions, un malade difforme, indemne de
tout accident, est une heureuse, mais trop rare exception. Aux trois faits connus nous en avons ajouté un
quatrième précédemment.

Ordinairement, après un temps variable, la peau qui
coiffe la tête astragalienne est devenue plus brune, plus
foncée. Elle prend une couleur violacée dans toute l'étendue ou par places : c'est assurément un indice de circulation défectueuse. Le mauvais état de nutrition de cette
partie du tégument ne tarde pas à manifester son effet.
C'est alors que, par la moindre cause, et quelquefois
même sans qu'on puisse deviner pourquoi, la peau se
mortifie, une eschare tombe et laisse à découvert différents
organes, suivant la profondeur que le sphacèle a atteinte.

Dans les cas ordinaires, cette gangrène a détruit toute
l'épaisseur des parties molles, de telle sorte que les os du
tarse ou du moins l'astragale sont mis à nu. Ils devien-
nent le siége d'une continuelle exfoliation. Le danger est
grand, car l'articulation du cou-de-pied, l'une des plus
vastes, est ouverte ; exposée à l'influence de l'air, elle
peut devenir le foyer d'une suppuration désastreuse. Mais
il n'en est pas toujours ainsi. Dupuytren cite un cas où
la gangrène n'envahit que la peau seule. (Dupuytren, *Leçons orales*.) Il n'est pas nécessaire d'insister plus longement
sur ces sortes d'accidents, et dont tout le monde connaît
les dangers auxquels expose l'ouverture d'une articulation, surtout quand elle est aussi large.

Parmi les complications qui peuvent provenir de la compression des parties molles par la tête de l'astragale, il

faut rappeler celles qui surviennent après le refoulement des tendons. Leur rupture, leur sphacèle sont possibles. Lorsque la luxation appartient à la variété des sous-astragaliennes, l'action de l'astragale sur les tendons voisins est pour ainsi dire nécessaire ; dans la variété *interne*, l'action de ces os s'exerce surtout sur l'extenseur commun des orteils. A ce moment, l'extension libre des phalanges est à peu près impossible, ainsi que leur élévation. La flexion active du pied est encore tout à fait possible, mais elle est quelquefois assez limitée. En même temps les orteils sont portés en dehors, et comme l'action de l'extenseur commun s'exerce secondairement sur le pied pour le fléchir, le bord externe de celui-ci se porte en valgus ; cet état devient permanent si la luxation est irréductible. Il est possible enfin que la violence de propulsion ait déchiré les tendons du premier coup, au lieu de les refouler simplement.

Dans la variété des sous-astragaliennes en dehors, deux muscles surtout sont atteints. C'est d'abord le pédieux. Il est déchiré, car l'aponévrose dorsale du pied est toujours rompue. Mais les principaux accidents portent sur le jambier postérieur et sur les péroniers.

Le jambier postérieur est atteint par la déviation de l'astragale, au moment où il se réfléchit sous le tubercule interne du scaphoïde. Voilà pourquoi, à la suite de son soulèvement, l'adduction du pied et sa rotation ne peuvent plus être exécutées par ces malades. Voilà pourquoi le bord interne du pied est ordinairement relevé en varus, l'avant-pied dévié en dedans.

Enfin on a également noté le déplacement des péroniers sur la partie postérieure du col de l'astragale, dans un cas de luxation sous-astragalienne en dehors (observation de M. Després, *Bull. de la Soc. de chir.*, 3ᵉ série, t. 1, Paris, 1872).

Des désordres d'une autre nature peuvent être le résultat de ces luxations. Nous avons déjà fait allusion aux troubles que peut éprouver la circulation quand nous avons examiné les accidents dont la peau est le siége. Il arrive quelquefois, en effet, que l'artère tibiale postérieure est comprimée ou déchirée; il en est de même de l'antérieure. Et pourtant les conséquences qui sembleraient devoir suivre cet accident ne sont pas mentionnées; on n'a jamais observé, à leur suite, le sphacèle en masse du pied; mais presque toutes témoignent d'un vice de nutrition plus ou moins accusé dans le membre qui a subi le traumatisme.

Là ne se bornent pas les effets de compression. Ils peuvent porter sur les faisceaux nerveux. C'est principalement le nerf tibial postérieur qui subit cette pression. Sa situation, en effet, lui donne la triste priorité. Cette compression est pour le malade une source d'accidents dont la douleur est la manifestation principale. Parfois c'est une douleur vague, profonde, qui cesse par intervalles et revient chaque fois que le malade veut faire usage de son membre. Parfois c'est une douleur d'une telle intensité, qu'elle arrache au malade des cris continuels. Ces souffrances enfin peuvent persister sans laisser au malade aucun intervalle de repos. Aucun moyen ne lui peut fournir de soulagement ; il réclame à grands cris qu'on le délivre d'un membre qui à l'inutilité ajoute des tortures intolérables. C'est dans un cas de ce genre, dont je vais donner la relation, qu'aucun moyen ne pût rendre la tranquillité au malade ; ni les massages, ni les débridements, ni une résection (très-minime), ni un appareil prothétique n'ont pu mettre un terme à une douleur qui née avec la luxation, a persisté pendant treize mois, pour ne finir qu'avec l'extirpation de l'astragale. En effet, chaque fois que le malade appliquait son appareil (c'était un pilon),

il ressentait des douleurs plus vives encore que quand il
avait la jambe libre. C'était donc un cas où l'appareil, au
lieu d'être utile, aggravait, à vrai dire, la situation.

Telles sont en peu de mots les suites éloignées possibles
que peuvent amener les luxations sous-astragaliennes,
restées irréductibles après tous les efforts pour y remédier.
Qu'il y a loin, de ces états, pour ainsi dire bénins, que
nous étudions plus haut, aux cas qui se présentent dans
les conditions actuellement en vue. Et si, auparavant, la
situation du malade prescrivait impérieusement de préférer aux moyens chirurgicaux l'application des moyens
parfois vraiment heureux ici, que faudra-t-il faire? Et, s'il
faut une opération, à quel genre le chirurgien devra-t-il
donner la préférence ?

Les moyens curatifs sont multiples assurément, mais
ils sont loin de garantir également la sécurité présente et
les avantages pour l'avenir. Nous nous proposons donc
d'examiner maintenant l'un d'eux, l'*extirpation* de l'astragale, appliquée aux infirmités que développent les luxations sous-astragaliennes anciennes. C'est à cette méthode,
justement appelée *tardive*, que mon excellent maître, M. le
professeur Verneuil, n'hésite pas à donner la préférence
dans les conditions que nous avons établies. Nous espérons
montrer, surtout par des exemples, que cette préférence
est juste et méritée. Car le succès de l'opération a été com-
plet. D'ailleurs, quelques circonstances que l'on envisage,
c'est encore l'*extirpation tardive* qui a réuni les plus nombreux succès, triomphé des cas les plus rebelles, les plus
graves. Mais les exigences de notre travail nous ont
obligé à une grande sobriété ; et nous avons dû, parmi
les faits publiés d'extirpations tardives de l'astragale, ne
choisir absolument que les faits analogues à ceux qui ont
inspiré cette étude. On nous pardonnera de détailler l'observation que nous avons recueillie dans le service de no-

tre maître ; nous terminerons notre étude par les autres faits que nous devons à l'extrême obligeance de M. Broca.

OBSERVATION V.

(Service de M. le professeur Verneuil.)

Duhaut (Louis), âgé de 53 ans, ferblantier, est entré à l'hôpital de la Pitié, dans la salle Saint-Louis, lit n° 55.— (Personnelle).

Luxation sous-astragalienne en dedans, avec déchirure des parties molles au niveau de la tête de l'astragale, qui fait issue en dehors. Fracture du péroné. Pied droit.

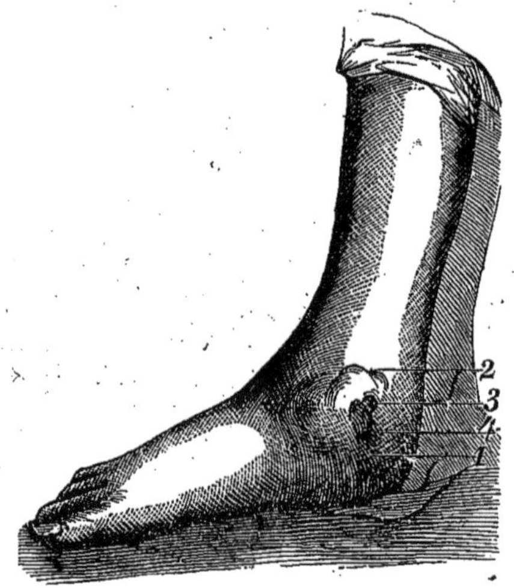

Fig. 3 (avant l'opération).

1. Tumeur formée par l'astragale.
2. Cicatrice ancienne.
3. Plaie avec fistule profonde.
4. Trajet fistuleux.

Homme fort, très-robuste, pas d'antécédents pathologiques. Il y a deux ans, décembre 1871, comme il descendait un escalier, il glissa. En cherchant à se retenir, la pointe du pied s'arcbouta contre la saillie d'une marche.

Le malade tomba ; mais s'étant relevé, il ne put s'appuyer sur son pied, qui se renversa en dehors, et il retomba. Obligé de se coucher, il vit bientôt le cou-de-pied gonfler considérablement. Ce ne fut que trois jours après que le malade envoya chercher un médecin ; on fit des tentatives de réduction restées inutiles ; on prescrivit des compresses résolutives ; au cinquième jour, appareil inamovible.

Douze jours après, le malade ressentit dans le pied, des douleurs tellement violentes, qu'on dut lever l'appareil.

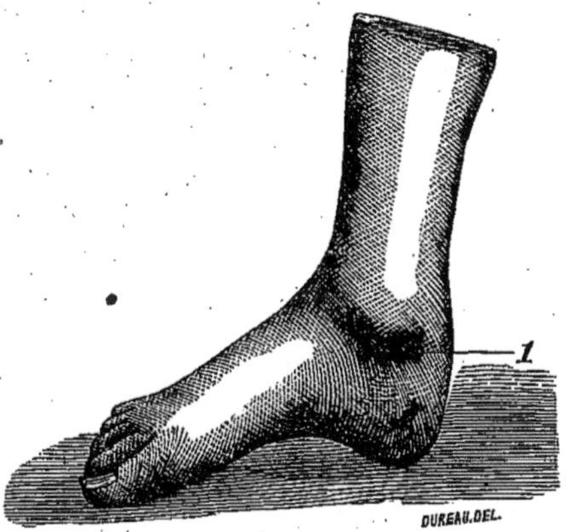

Fig. 4 (après l'opération).

1. Cicatrice de l'incision faite au moment de l'opération.

On vit alors très-nettement la tête de l'astragale qui s'était fait jour à travers les téguments déchirés au niveau du bord interne du pied ; sur-le-champ, on résèque la portion extérieure de cet os ; mais, à dater de ce moment, la plaie faite par l'issue de l'astragale ne s'est jamais cicatrisée.

Le malade garda le lit pendant treize mois. On lui applique alors un pilon, et il peut reprendre son travail. — Cependant les douleurs du pied ne cessaient pas ; accrues par la marche et les plus légers mouvements du malade, elles diminuaient à peine d'intensité la nuit. Le jour, le pied enflait rapidement aussitôt que le malade commençait à se mouvoir; mais ce gonflement disparaissait promptement la nuit quand le malade était couché.

C'est après onze mois passés dans cet état, c'est-à-dire deux ans après l'accident, 28 décembre 1873, que le malade rentra dans le service de M. Verneuil, à la Pitié, grande salle Saint-Louis, n° 55.

L'exploration de la région fait reconnaître à M. Verneuil la fracture du péroné à 0,05 centimètres au-dessus de la malléole externe, l'immobilité absolue de l'astragale soudé au péroné et au tibia, la saillie de la tête de cet os sous les téguments; il porte le diagnostic de :

Luxation sous-astragalienne en dedans.

En effet :

Le pied est fortement renversé en *valgus* et dans l'abduction forcée. Le bord interne est déformé par une saillie volumineuse qu'on reconnaît être la tête de l'astragale : cet os a conservé ses rapports normaux avec la mortaise tibio-péronière. A ce niveau, la peau est tendue, luisante, violacée tout autour d'une ulcération fongueuse grande comme une pièce de 1 franc, et qui répond exactement à la tête de l'astragale.

En dehors et en avant de la malléole externe, se trouve une dépression très-marquée au-dessus du calcanéum qui fait saillie au fond de cette fossette.

La malléole interne est aussi très-marquée. On reconnaît aussi très-nettement l'astragale qui déforme le bord interne du pied. Il a ses rapports normaux avec le tibia, mais le calcanéum est fortement déjeté en dehors.

Enfin, les mouvements d'extention et de flexion sont très-limités, ils sont douloureux. Les mouvements d'adduction et d'abduction sont absolument supprimés. On aurait pu croire à une luxation double.

L'ancienneté de la lésion et surtout l'état dans lequel se

trouve le malade, engagent M. Verneuil à tenter l'extirpation de l'astragale plutôt que l'amputation de la jambe.

La netteté de ce cas, la persistance de la douleur et du gonflement dont se plaignait cet homme, l'état d'un membre d'ailleurs très-sain, mais inutile et insupportable, à l'endroit duquel tous les moyens avaient échoué, indiquaient nettement qu'il fallait intervenir. M. Verneuil se décida sur-le-champ à pratiquer l'extirpation de l'astragale. — Les circonstances étaient favorables du côté du malade, résolu et doué d'une constitution robuste. En outre, il ne se trouvait pas dans les circonstances ordinaires des luxations sous-astragaliennes.

Il fallait dégager et l'artère et le nerf tibiaux postérieurs.

M. Verneuil envisageant ensuite les suites probables de cette opération, nous annonça qu'il se ferait peut-être une ankylose entre les os de la jambe et le calcanéum, qu'il resterait peut-être aussi quelque léger mouvement dans le pied, mais, dans tous les cas, que le malade jouirait d'un membre utile, et qu'il pourrait fort bien marcher ainsi.

L'opération eut lieu le 24 novembre 1873.

Le malade fut anesthésié par le chloroforme. — Un appareil hémostatique dont les succès étaient annoncés comme dépassant toute prévision, et qui, à peine né, faisait déjà grand bruit dans le monde chirurgical, l'appareil d'Esmarch, fut appliqué pour la première fois dans cette opération. — Il est en dehors des bornes que nous nous sommes assignées d'apprécier la valeur de cette découverte ; tout ce que nous pouvons dire, c'est qu'il justifia pleinement le renom dont il jouissait : car, dans une opération telle que celle-ci, c'est à peine si une cuillerée de sang fut répandue. En présence des procédés anciens, celui-ci donnait donc les plus légitimes satisfactions et calmait la crainte d'une effusion trop considérable. Voici le manuel opératoire que suivit M. le professeur Verneuil. Il se divise en deux temps :

1ᵉʳ *temps*. — Incision, courbe en avant, pratiquée à la face interne de l'articulation tibio-tarsienne. Deuxième incision, horizontale, partant de la première et dirigée vers la malléole externe, et passant au devant du ligament annulaire antérieur du tarse. Entre ces deux incisions, on dissèque deux lambeaux : un supérieur, un inférieur. Pour conserver leur vitalité, M. Verneuil leur donne toute l'épaisseur des parties molles et met ainsi les os du tarse à découvert.

On introduit ensuite un instrument mousse, en arrière de l'astragale afin de couvrir ainsi le paquet vasculo-nerveux, contre les atteintes du bistouri.

M. Verneuil commence alors à énucléer l'astragale de son périoste, il extrait l'os par fragments, deux petits, l'autre volumineux. Mais ce dernier offre de grandes difficultés pour l'extraire. — On aperçoit alors, au fond d'une vaste cavité, et en arrière, l'artère et le nerf tibiaux postérieurs, intacts. C'était le but du premier temps heureusement terminé.

2ᵉ *temps*. — Redressement du pied. — Ce temps a été compliqué d'une difficulté qui a rendu l'opération assez laborieuse. Le redressement du pied n'a pu être obtenu immédiatement après l'extirpation de l'astragale. Et, afin de donner au pied une bonne position, il a fallu fracturer le péroné. M. Verneuil a donc dû effectuer une résection de la malléole externe ; il a fait une incision suivant la direction du péroné ; puis ayant détaché le périoste, il a réséqué 4 centimètres environ du péroné.

A ce moment on a essayé à nouveau le redressement du pied, mais les plus grands efforts ne purent y réussir. On s'aperçut alors que le tibia et le péroné étaient réunis à leur extrémité inférieure par une synostose considérable. Il fallut diviser cette symphyse avec la scie ; puis, pour rétablir l'équilibre entre les deux os de la jambe, on a aussi réséqué l'extrémité inférieure du tibia. C'est alors seulement que le redressement du pied a pu être opéré. La durée de l'opération fut de 45 minutes.

Après l'opération. — Drain allant de l'un à l'autre côté du pied. Deux attelles pour maintenir le redressement du pied, l'une interne, l'autre postéro-plantaire embrassant la jambe et le pied. Pansement ouaté.

Suites de l'opération. — Une petite complication s'est produite quelques heures après l'opération : c'est une hémorrhagie veineuse assez abondante. Nous n'avons pas à étudier ici les causes de ce phénomène, qui rentre dans cette classe de faits que M. Claude Bernard a étudiés dans ses expériences sur les nerfs vaso-moteurs. Mais il nous semble qu'on peut l'attribuer à l'application du bandage hémostatique. Nous avons assisté, dans différents services, aux applications de cet appareil et chaque fois nous avons pu noter qu'une hémorrhagie, *veineuse,* s'est produite à une distance variable de l'opération, mais toujours quelques heures après. Quoique ce petit accident n'ait présenté jusqu'ici aucun caractère de gravité, du moins à notre connaissance, il y a là un fait qui pourrait bien faire pressentir un antagonisme entre l'appareil d'Esmarch et le pansement ouaté. Nous ne voulions ici que signaler le fait ; à d'autres le soin de dire ce qui adviendra.

Nous avons scrupuleusement suivi l'état du malade jusqu'au mois de février. — Des douleurs intenses apparurent vers le dixième jour depuis l'opération mais elles ont facilement cédé à l'administration du sulfate de quinine (0,50 c.). Depuis lors peu de faits importants à signaler. — Le pansement ouaté fut levé une première fois au dix-huitième jour ; une deuxième fois au trente-septième. La plaie avait chaque fois un aspect excellent. A partir de ce dernier terme, on fit le pansement à l'alcool phéniqué : deux irrigations d'eau tiède chaque jour. Quelques fusées purulentes se sont montrées dans les gaînes tendineuses voisines. — Les moindres accidents étaient accusés par le thermomètre. — Au quatre-vingtième jour on enlève une partie du drain, l'autre fut laissée jusque vers la fin du mois d'avril.

Cependant, la cicatrisation de la plaie de la face externe a été lente à s'effectuer. La névralgie, qui avait apparu au début de l'opération, se montra de nouveau assez intense (avril); elle a duré un mois; elle a cédé à l'usage des bains sulfureux et à l'administration de l'hyosciamine (0,05 mill.) en potion. — Au mois de mai, sixième après l'opération, le malade marchait avec des béquilles et pouvait poser son pied sur le sol. Au mois de juillet, il ne se servait plus que d'un bâton. — Duhaut quitte l'hôpital au mois d'octobre 1874, pour aller à Vincennes.

Etat actuel du pied. — Le pied est dans une bonne position ; il n'est plus douloureux. Les cicatrices sont bien fermées : mais il reste une atrophie assez notable de ce côté. Les mesures comparatives des deux jambes et des deux pieds nous ont donné les résultats suivants :

	Pied gauche sain.	*Pied droit opéré.*
Longueur du pied d'avant en arrière	0,25	0,23
Largeur au niveau des orteils	0,10	0,07
Largeur en arrière	0,06 1/2	0,05
Tibia	0,38	0,34
Péroné	0,39	0,36 1/2

Il reste donc, avec une légère atrophie du pied, un faible raccourcissement du membre opéré; mais on a pu corriger assez exactement la différence des deux membres, par une chaussure à talon élevé.

En somme, si l'opération a présenté quelques difficultés inattendues, ses suites ont été très-satisfaisantes et le résultat définitif est venu très-heureusement justifier ce que M. Verneuil attendait d'elle. Ce résultat est d'autant plus avantageux, qu'en outre de la guérison, qui a couronné cette opération si considérable, il offre encore trois particularités très-importantes et que nous ne saurions laisser dans l'ombre.

1° L'application du bandage hémostatique d'Esmarch a eu une longue durée. La circulation dans le membre inférieur a été suspendue pendant quarante-cinq (45) minutes. Il est à remarquer, qu'en outre de l'hémorrhagie veineuse que l'on retrouve dans les cas d'une durée très-minime, il ne s'est produit aucun accident consécutif.

2° On a pratiqué l'extirpation de l'astragale; cette opération s'est heureusement terminée sans aucune lésion d'organes importants, tels que l'artère et le nerf tibiaux postérieurs.

2° Une symphyse, imprévue, entre les deux os de la mortaise tibio-péronière, a nécessité une résection de l'extrémité des deux qui la constituent.

Ce fait est remarquable et l'un des premiers que l'on ait pratiqués dans les circonstances que nous examinons. Nous ne nous arrêterons pas à citer les nombreux succès que la résection sus-malléolaire enregistre chaque jour, depuis les mémorables recherches et expériences de M. Ollier, de Lyon. Ils ont été judicieusement étudiés et présentés avec beaucoup d'intelligence par l'un de mes meilleurs amis, le Dr Francisco Echeverria (du Chili), dans le courant de cette même année. (Thèses de Paris, août 1874.)

Les chirurgiens, à l'unanimité, reconnaissent aujourd'hui la grande valeur de l'extirpation de l'astragale dans les luxations anciennes ; la supériorité très-notable de cette opération sur celles que l'on a fait subir dans les mêmes cas, ne saurait être mise en doute.

Cette opération, appliquée aux luxations sous-astragaliennes, est de date récente. Il n'en existe non plus encore que six cas. Le nombre restreint des documents que nous possédons, grâce à l'extrême obligeance de M. le professeur Broca, ne nous autorise pas à dresser une statistique définitive. Car, ne possédons-nous peut-être que les succès qui ont été obtenus, tandis que, comme il arrive souvent, les auteurs auront jeté dans l'ombre les cas malheureux. Cependant, dans le petit nombre de faits que nous avons pu découvrir, toutes les tentatives ont été heureusement couronnées par le succès. Et cela suffit déjà pour démontrer la valeur considérable de l'extirpation tardive de l'astragale.

Nous ne sommes pas le premier à mentionner ces résultats. Déjà M. Broca, en 1852, témoignait des résultats heureux que l'on était en droit d'attendre de l'extirpation tardive appliquée aux anciennes luxations sous-astragaliennes non réduites.

Il écrivait alors dans la *Gazette des hôpitaux :* « Cinquante-deux sujets ont subi l'extirpation de l'astragale (extirpation consécutive) ; dix sont morts. Faut-il pour cela abondonner l'extirpation de l'astragale et lui préférer l'amputation sus-malléolaire ? Telle n'est point notre pensée.

Lorsqu'un malade échappe à l'amputation de la jambe, on peut dire qu'il n'est pas mort, mais on ne peut pas dire qu'il soit guéri. Quelques progrès qu'aient faits les moyens prothétiques, jamais cet amputé ne pourra reprendre les travaux pénibles, ni la longueur des marches ; car l'amputation sus-malléolaire est seule en cause ici. Et puis, en

Du Bourg.   4 dehors de toute perte fonctionnelle, n'est-il pas triste d'être mutilé?

L'extirpation de l'astragale, au contraire, permet la conservation du membre. L'ankylose, quoique presque inévitable du cou-de-pied, n'empêche pas le malade de marcher, de recouvrer sa force et son agilité. C'est ce qui a lieu dans le plus grand nombre des cas. Le renversement consécutif du pied peut être évité par un traitement convenable, et il ne reste qu'une difformité très-légère, quelquefois inappréciable. Et pour obtenir ce résultat, quel est le malade qui ne consentirait pas à courir les chances d'une opération plus grave que l'amputation ? Or il n'est pas encore démontré que l'extraction de l'astragale soit plus grave que l'amputation sus-malléolaire. Car on ne possède pas des relevés suffisants sur cette opération pratiquée à la suite d'un traumatisme ancien. » *Gazette des hôpitaux;* Paris, 13-22 juil. 1860.

Depuis cette époque les choses ont marché, et quelques faits sont venus s'ajouter aux autres. Toutes les extirpations tardives, appliquées à des cas anciens, fournissent autant de guérisons que d'opérations. Dans les observations que M. Broca a colligées, il y a eu dix-sept opérations *consécutives*, seize ont très-bien et promptement guéri; un seul a dû subir postérieurement l'amputation, et il a guéri (1). Cette opération est donc aujourd'hui l'une des plus heureuses que le chirurgien puisse pratiquer. Ce qui ne veut pas dire que l'on soit exempt de dangers, car cette opération n'en reste pas moins une opération très-grave. Et à ces succès nous sommes heureux de joindre celui qu'a obtenu dans le courant de cette année notre excellent maître, M. Verneuil.

Voici d'ailleurs quelques observations qui rentrent entièrement dans les vues de notre sujet, et qui suffiront à

(1) Broca. Loc. cit.

montrer la grande valeur de l'opération; opinion que nous avons émise sous les auspices de notre excellent maître.

Observation VI.

Luxation de l'astragale sans plaie.—Irréductibilité. Guérison.—Néanmoins extirpation de l'astragale.

M. Arnott montre un astragale qu'il a enlevé par suite de la luxation de cet os en avant et en dehors, avec deux moules montrant le membre avant et après l'opération.

Un homme fut admis à *Middlesex Hospital*, étant tombé de haut sur le pied droit. Il y avait inversion du pied dont le bord externe touchait le sol; dépression remarquable, saillie très-distincte à la partie antérieure et externe du tarse. Sur cette saillie la peau était fortement tendue, enflammée et abrasée.

Il n'y avait pas de doute, l'astragale était luxé en avant et en dehors.

Tentatives de réduction au moyen du chloroforme : extension, pression directe sur l'os, etc. On crut avoir réussi, mais plus tard le gonflement subsistant, on reconnut que le membre était en aussi mauvais état qu'auparavant. Après quelque temps le membre étant faible, distordu et presque inutile, on conseilla à cet homme de se faire enlever l'astragale. Il y consentit. Arnott (1) fit l'opération. Pour séparer cet os du calcanéum, il éprouva la plus grande difficulté; le ligament interosseux établissait entre ces deux os une telle union qu'il fallut le déchirer en tirant sur l'os avec un crochet et une poulie. L'issue fut favorable, et le malade quitta l'hôpital avec un membre très-utile, le pied ayant parfaitement repris sa position véritable.

(1) Cas d'Arnott. Lond. med. Gaz., 1849. T. LXIII (Société pathologique de Londres, 15 janvier 1849).

OBSERVATION VII.

Luxation de l'astragale avec plaie. — Aucune réduction. — Cicatrisation. —
Grande difformité. — Extraction consécutive de l'astragale.

Femme de 33 ans, chute du quatrième; transportée sans connaissance à la Charité. Fracture de l'humérus droit, fracture du péroné droit au tiers inférieur avec luxation complète de l'astragale en avant et en dehors, et avec plaie qui laissait voir l'astragale. L'astragale ne fut pas extrait, et il ne fut pas réduit non plus (cela résulte du moins de certains détails de cette observation, quoique cela ne soit pas dit expressément). Néanmoins il y eut cicatrisation parfaite; les fractures, bien réduites, se consolidèrent bien, mais le pied resta impropre à la marche. Six mois après sa chute, peu de temps après sa sortie de la Charité, elle entra à l'Hôtel-Dieu pour se faire amputer la jambe.

Etat du membre : pied en forme de varus très-prononcé; sur la face dorsale une cicatrice inégale, une saillie volumineuse formée par l'astragale : marche très-douloureuse.

Au lieu d'amputer la jambe, Dupuytren pratiqua l'extraction de l'astragale. Incision cruciale sur la cicatrice. Dessiccation de l'os : application d'un premier lacs sur la tête de cet os; puis d'un second lacs; tractions nombreuses; enfin l'astragale fut extrait. Les rédacteurs ajoutent que l'extraction fut prompte et facile : ce qui est en contradiction avec la description qu'il ont donnée de l'opération. Peu d'hémorrhagie ; aussitôt on redresse le pied sans difficulté. — Linge troué. Pansement simple.

Voir dans l'original la suite de l'observation. Rognetta, qui jusqu'ici a cité textuellement, continue ainsi :

« La réaction qui a succédé à cette opération a été assez orageuse, mais enfin la plaie a pris une bonne marche, et la malade a fini par guérir en conservant le pied dans la rectitude normale. Deux mois après l'opération, la malade marchait parfaitement à l'aide d'un simple brodequin ayant un talon élevé d'un pouce. »

6e cas de Dupuytren (*Leçons orales*, t. II, 2e édit., p. 10 à 19). (Cité dans Rognetta et Fournier Deschamps : *Mémoire sur l'extirpation de l'astragale*, 1843, in-8°, p. 31.)

Observation VIII.

A. Luxation de l'astragale irréductible (sens dessus dessous). Aucune plaie. Eschare. Cicatrisation sur l'os. Guérison par ankylose complète.
B. Vingt jours après la guérison, extirpation de l'astragale sans aucun prétexte.

James Bracewell, 27 ans, prisonnier à la maison de correction de Wakefield, entra à l'infirmerie de Leeds, service de Smith, le 3 août 1830.

1er jour. — La veille, à 3 heures, en montant sur la grande roue pour la faire tourner, il rencontra une marche qui se brisa, et son pied fut pris par la roue. Il ne put se relever. M. Dann, chirurgien de la prison, essaya vainement, pendant deux heures, de réduire les os, et envoya le malade à l'hôpital.

2e jour. — L'astragale fait saillie au-dessus de l'extrémité antérieure du calcanéum. La plante du pied est tournée en dedans ; le bord externe dirigé en bas ; deux saillies, qui paraissent être les deux angles externes de l'astragale (sic) soulèvent la peau. Tentatives de réduction avec des poulies. Smith se décide à laisser les choses en place, espérant qu'il y aura gangrène, issue de l'astragale, et articulation entre le tibia et le calcanéum. Cataplasmes.

5e jour. — Commencement de gangrène sur la tumeur.

14e jour. — Elle s'accroît. — 30e jour. — La gangrène s'accroît encore. — Constitution altérée, amaigrissement ;

grande faiblesse. — 41ᵉ jour. — La gangrène est limitée; vaste abcès à la partie interne du pied. Même état général. L'astragale n'est pas mobile; il ne se comporte pas comme un corps étranger. On n'ose pas l'enlever. — 52ᵉ jour. — L'abcès est presque fermé. Cérat. Amélioration de l'état général.

58ᵉ jour. — L'abcès suppure toujours : centre envahi.

61ᵉ jour. — Nouvelle eschare en avant de la première : en aperçoit une articulation qui paraît être celle de l'astragale avec le scaphoïde. — 76ᵉ jour. — Granulations sur l'os; elles couvrent bientôt tout l'os, et saignent au contact du stylet : pas d'osselet. Affaiblissement général.—92ᵉ jour. —Plus de douleur; la santé revient; la plaie est presque cicatrisée. — 122ᵉ jour. — La cicatrisation est complète.

Vingt jours plus tard, attendu que le malade ne pouvait pas marcher sur le pied blessé, on rassembla, en consultation, Charley, Hey et Smith, et on décida qu'on enlèverait l'astragale, sauf à amputer si cela ne réussissait pas.

(Enlever l'astragale d'un homme guéri ! Hey et Charley complices de cette opération !)

Opération. — Le 23 décembre 1830, quatre mois et vingt jours après l'accident, Smith fit une incision cruciale sur la saillie de l'astragale, disséqua le lambeau, et, après une opération des plus laborieuses à cause de l'ankylose solide qui unissait cet os à ses voisins, après s'être servi de tire-fonds, de gouges, de leviers, le chirurgien finit par avoir l'os. On trouva, pendant l'opération, qu'il était retourné sens dessus dessous, comme dans le cas de Dupuytren. Réunion avec des bandelettes.

3ᵉ jour de l'opération. — La réunion n'a pas réussi. Plaie blafarde. Cataplasmes.

13ᵉ jour. — Bougeons charnus. La plaie guérit. Cesser les cataplasmes.

18e jour. — La brèche est comblée; les bourgeons charnus débordent. Bandelettes agglutinatives.

27e jour. — La plaie continue à marcher vers la guérison. On peut presser partout sur le pied sans faire souffrir le malade. Mais le pied est dévié; le bandage ne suffit pas pour le redresser. On fait faire un soulier échancré au niveau de la plaie, et on applique un appareil qui prend son point d'appui sur le genou, afin d'attirer en haut le bord externe du pied. On permet au malade de se lever dans le jour; mais il ne peut mettre le pied à terre, les muscles postérieurs de la cuisse étant raccourcis par la rétraction.

Térébenthine sur les muscles.

52e jour. — Pied presque redressé. Un peu de varus. L'usage du genou est presque entièrement revenu. On donne une botte à double semelle. (On ne dit pas à quelle époque la plaie fut guérie.) — 58e jour. — Raccourcissement d'un pouce. La botte à double semelle fait un bon effet. Exeat (1).

Résultat. — Le 7 décembre 1831, le malade écrit : « Ma jambe va beaucoup mieux; elle est assez forte pour que je puisse marcher autour de ma maison avec l'aide d'un bâton. »

Plus tard, Smith l'a revu; il pouvait marcher en boitant.

Résultat définitif, p. 495-6 : Bracewell a une excellente articulation en charnière entre le tibia et le calcanéum.

OBSERVATION IX.

Luxation de l'astragale. — Extirpation le 8e mois. — Guérison.

Dr G. W. S., 30 ans, nervoso-sanguin, eut une fièvre dans son voyage en Géorgie, en 1819. Il resta plusieurs

(1) 3e Cas de Smith, de Leeds. (Turner, *On dislocation of astragale* loc. cit., p. 414, observ. 23 de Turner.)

semaines dans sa chambre. Au commencement de sa convalescence, il faisait une petite course dans une voiture
ouverte, quand ses chevaux s'emportèrent. Ayant eu l'im-
prudence de s'élancer hors de sa voiture, il tomba sur son
pied gauche, et se luxa l'astragale *dans son articulation
avec le scaphoïde*, en haut et un peu en dehors.

Plusieurs médecins firent des efforts violents et inutiles
de réduction. Cela provoqua une fièvre violente, du gonflement, de l'inflammation de l'articulation, et l'ulcération de la peau, de telle sorte que la tête de l'astragale fut
exposée à l'air et se caria. Cet accident retint le malade
dans sa chambre plusieurs mois encore. Au mois de juillet, six mois après sa chute, il vint à Colombie, à 150 mil-
les de là. Sa santé générale n'était qu'imparfaitement re-
venue. Son cou-de-pied était très-enflé, quelquefois douloureux, et permettait peu de mouvements. Le pied tourné
en dedans était un peu étendu. Un ulcère circulaire, d'environ trois quarts de pouce de diamètre, laissait voir la
tête cariée de l'astragale. La marche se faisait avec des
béquilles. Le pied malade ne pouvait supporter qu'un très-
faible poids. A la fin de juillet, ayant fait plus d'exercice
que de coutume, le malade fut attaqué d'une violente inflammation qui gagna tout le tarse, accompagnée de fu-
sion, d'un gonflement considérable, de douleur très-vive
et de fièvre intense.

Saignée générale et locale; diète. Malgré cela, au bout
de quelques jours une suppuration abondante s'établit et
fut évacuée par de petits coups de lancette donnés sur les
côtés de l'articulation.

A ces violents symptômes succédèrent des phénomènes
hectiques. Troubles digestifs : de 4 à 6 onces de pus
par jour; rapide amaigrissement. Au stylet, on recon-
naissait que l'astragale était cariée en différents points.
Comme l'astragale paraissait seule malade, je me décidai

à l'enlever plutôt que de couper la jambe. C'est ce que je fis le 18 août :

Incision, commençant sur la plaie déjà existante près du tendon de l'extenseur commun, dirigée obliquement en bas et en arrière, de manière à dépasser l'extrémité inférieure du péroné (1).

L'os fut soigneusement séparé de ses attaches. Opération très-facile. Aucun vaisseau à lier. La plaie resta effrayante. Le pied semblait presque séparé de la jambe.

2ᵉ jour. — Peu de douleur. Quelques spasmes dans la jambe.

3ᵉ et 4ᵉ jours. — État favorable.

5ᵉ jour. — Douleur sur le tendon d'Achille.

6ᵉ jour. — Suppuration abondante. Pas de douleur.

7ᵉ jour. — Troubles intestinaux. Opium.

Jusqu'au 10ᵉ jour ces accidents s'aggravent. Prostration.

11ᵉ jour. — Amélioration. Granulations.

15ᵉ jour. — Appétit. Plaie en bon état. Suppuration modérée.

24ᵉ jour. — Va très-bien. A pu lire cent pages in-octavo.

25ᵉ jour. — Quelques troubles intestinaux, après quoi aucun accident n'entrave la convalescence.

45ᵉ jour. — Plaie cicatrisée.

Un an après le malade revient dans ma ville, marchant sans difficulté : cou-de-pied parfaitement sain. Jambe raccourcie d'au moins 1 pouce. Pour suppléer à ce défaut, porte chaussure à talon haut.

Qu'est-il besoin d'ajouter après la lecture de ces observations ? Toutes ne témoignent-elles pas hautement en faveur de la supériorité de l'extirpation de l'astragale dans

(1) 3ᵉ cas de Smith de Leeds (Turner, One dislocation of astragal, *loc. cit.* p. 414, obs. 23 de Turner.

les luxations anciennes? Qu'importe qu'elles appartiennent ou non aux luxations sous-astragaliennes?

Néanmoins nous ne terminerons pas notre travail sans donner, en présence des ces résultats, les conclusions auxquelles est arrivé M. Broca, dans son mémoire, que nous avons déjà cité, lorsqu'il a comparé la valeur des divers procédés opératoires. Mais, malheureusement la différence est grande entre les faits qu'il a examinés et les faits spéciaux dont nous nous sommes occupé, si l'on ne considère que l'ancienneté de chacun d'eux. Sauf dans un seul cas, je n'ai pas rencontré d'observations où l'on ait employé un autre moyen que l'extirpation, quand on a eu affaire aux accidents provoqués par une luxation ancienne.

L'amputation fut pratiquée après la résection d'une partie de l'astragale, et le malade guérit.

L'extirpation immédiate a été faite 36 fois. Il y a eu 9 morts.

L'extirpation consécutive a été pratiquée 16 fois, et en plus notre cas. Sur 17 observations, 16 ont guéri de l'opération. Mais 1 opéré a dû supporter l'amputation de la jambe; encore il est guéri. Les morts sont donc encore nulles.

Parmi ces derniers faits *six* se rattachent spécialement aux circonstances que nous avons recherchées et déterminées. A ces cas, nous joignons celui de M. le professeur Verneuil. Donc 7 cas d'opérations, 7 guérisons. Ces chiffres en disent assez par eux-mêmes et se passent de tous commentaires. L'extirpation tardive telle que nous l'avons entendue est donc une opération qui réalise les plus brillantes espérances que le chirurgien puisse concevoir.

CONCLUSIONS.

Les luxations sous-astragaliennes anciennes peuvent se terminer :

1° Par guérison, sans opération. Elles ne constituent alors qu'une *difformité* durable.

2° Elles peuvent développer des accidents à une époque plus ou moins éloignée, et elles produisent, dans ce cas, des *infirmités* persistantes.

3° Les difformités, sans accidents d'aucune sorte, ne réclament actuellement aucune intervention.

4° Les *infirmités* réclament toujours l'intervention.

Elles sont de deux sortes :

(*a*) Les unes peuvent guérir par *la prothèse*, simplement ;

(*b*) Les autres ne guérissent que par l'opération ; dans ce cas, c'est à *l'extirpation tardive* que nous donnons la préférence.

5° L'extirpation paraît être d'autant plus avantageuse qu'on la tente à une époque plus éloignée de l'origine de la luxation.

TABLEAU SYNOPTIQUE DES OBSERVATIONS CITÉES DANS CE TRAVAIL.

AUTEURS ET OPÉRATEURS.	MALADES.	AGE DES MALADES	AVEC OU SANS PLAIE.	ANCIENNETÉ DE LA LUXATION.	TRAITEMENT.	RÉSULTAT.	SOURCES BIBLIOGRAPHIQUES.
Arnott.	X...		Plaie.	Dates inconnues.	Extirpation tardive.	Guérison parfaite, 1849.	Lond. Med. Gaz., t. 43, p. 167.
Dupuytren.	Adelaïde Aldebert.	23 ans.	Plaie.	6 mois.	Extirpation.	Guérison bonne, 1818.	Leçons orales, 2e éd., t. 2, p. 18.
Fergusson.			Sans pl.		Extirpation partielle.	Guérison bonne, 1849.	Lond. Med. Gaz., t. 43, p. 168.
Smith, de Leeds.	James Bracewell.	27 ans.	Sans pl.	144 jours.	Extirpation.	Guérison lente, 1830.	Turner, on dislocation of astr., p. 144, loc. cit.
Thomas Wells.	Dr G. W. S.	30 ans.	Sans pl.	8 mois.	Id.	Guérison bonne, 1832.	Ch. Wells (Colombie).InAmerican Journ. of Sc. med., t. 10, p. 28.
Malgaigne.					Nul appareil prothétique (soulier).	Guérison naturelle.	Traitédesfract.et lux.,t. 2,p.1033 et suiv.
Id.							Id.
Verneuil.	Duhaut.	56 ans.	Plaie.	13 mois.	Extirpation et résection desmalléoles.	Guérison lente, 1874,bon résultat.	Publiéedanscette thèse.
Id.	Rouer.	27 ans.	Plaie.	3 ans, 6 mois.	Nul app. prothétique (soulier)	Guérison naturelle,1874.	Id.

INDEX BIBLIOGRAPHIQUE.

Arnott. Lond. med. Gaz., 1849, t. XLIII, p. 167.
— Soc. pathol. de Londres.
Broca. Mémoire sur les lux. de l'astrag. Soc. de chir. de Paris. T. III, p. 56, 1852.
— Bull. de la Soc. de chir., 9 mai 1860.
— Gaz. des hôp. des 13-22 juillet, 7 août 1860.
Chassaignac. Gaz. des hôp., 1860.
— Bull. de la Soc. de chir. T. III, 2e série, 1860.
Desault. OEuvres chirurgic., 1801.
Dubreuil. Thèse de doctorat, 1864.
Dupuytren. Leçons orales. T. II, 2e édit., p. 10 et 19.
Foucher. Observ. in thèse de Dubreuil, 1864.
Malgaigne. Fractures et luxat. T. II, p. 1030, sq.
Morrisson, Ann. de la chir. franç. T. XIX, p. 361.
Nélaton. Elém. de path. chirurg. T. II, p. 485.
Turner. On disloc. of astrag. Transact. of the prim. med. and sc. assoc. Vol. XI, 1843, p. 399, obs. 23.
Verneuil. Deux observat. de lux. sous-astr. anc., in Thèses de Paris, 11 déc. 1874.
Wells (Th.). In American Journ. of sc. med. T. X, p. 21, 1832.

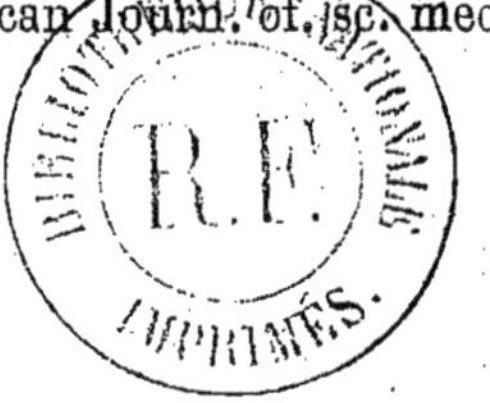

www.ingramcontent.com/pod-product-compliance
Ingram Content Group UK Ltd.
Pitfield, Milton Keynes, MK11 3LW, UK
UKHW022139070726
13613UKWH00003B/1381